CONGRÈS DES SOCIÉTÉS SAVANTES A LA SORBONNE
22me RÉUNION

TRAITEMENT ET GUÉRISON

DU

CROUP ET DE LA PHTHISIE

PAR LES

INSPIRATIONS ANTI-MICROBIQUES

ET

MÉDICAMENTEUSES

Communication du Docteur SANDRAS

Officier d'Académie,
Membre de la Société médicale du Panthéon,
De la Société générale des médecins de France,
Des médecins de la Seine,
Membre correspondant des Sociétés médicales d'Angers, de Besançon, de Caen,
de Lausanne, de Marseille, de Nîmes, de Poitiers, de Rouen,
de Strasbourg, de Troyes, etc.
Médailles d'or, d'argent, de bronze, etc.

PARIS

ADRIEN DELAHAYE et EMILE LECROSNIER
LIBRAIRES-ÉDITEURS
PLACE DE L'ÉCOLE-DE-MÉDECINE

1884

TRAITEMENT ET GUÉRISON

DU

CROUP ET DE LA PHTHISIE

PAR LES

INSPIRATIONS ANTI—MICROBIQUES

ET

MÉDICAMENTEUSES

Communication du Docteur SANDRAS

Officier d'Académie,
Membre de la Société médicale du Panthéon,
De la Société générale des médecins de France,
Des médecins de la Seine,
Membre correspondant des Sociétés médicales d'Angers, de Besançon, de Caen,
de Lausanne, de Marseille, de Nîmes, de Poitiers, de Rouen,
de Strasbourg, de Troyes, etc.
Médailles d'or, d'argent, de bronze, etc.

PARIS
ADRIEN DELAHAYE et EMILE LECROSNIER
LIBRAIRES-ÉDITEURS
PLACE DE L'ÉCOLE-DE-MÉDECINE

1884

PRÉFACE

On prétend que Newton a trouvé les lois de la gravitation universelle en regardant tomber une pomme ; on dira peut-être un jour que j'ai trouvé le traitement curatif du croup et de la phthisie en regardant un peintre qui appliquait de l'essence de térébenthine sur du papier moisi.

En effet, les moisissures blanches qui se développaient sur une bordure de papier rouge ressemblaient à s'y méprendre aux fausses membranes de l'angine couenneuse qui se développent dans la gorge — et lorsque j'appliquai, pour la première fois, une couche d'essence de térébenthine sur des plaques diphthéritiques, l'effet m'a paru exactement le même que celui qui avait été produit sur les moisissures de mon papier. Dans les deux cas, *l'essence hydro-carburée tue et détruit des microbes qui vivent sur un terrain spécial avec le concours de l'air et de l'humidité ;* de plus, le *dépôt d'une couche résineuse prive ces petits êtres des éléments ou aliments nécessaires à leur développement.* Mais, comme une découverte en entraîne toujours d'autres à sa suite, on verra par la lecture de ce Mémoire qu'en multipliant les expériences sur moi-même, et sur les malades, j'ai obtenu des résultats très curieux, presque incroyables et auxquels, pour ma part, j'étais loin de m'attendre au début.

Il est probable que des expérimentateurs maladroits ou peu attentifs contesteront ces résultats ; mais en répétant mes expériences convenablement (1), ils finiront par constater que

(1) Le lecteur doit comprendre que dans un travail d'ensemble aussi général que celui-ci, il est impossible de donner des détails minutieux

tous ces faits, si extraordinaires qu'ils puissent paraître au premier abord, sont parfaitement vrais et conformes aux lois si simples qui régissent tous les phénomènes de la nature, aussi bien en pathologie qu'en thérapeutique (1).

sur les différents effets que l'on peut obtenir par les inspirations fortes ou faibles, longues ou courtes, fréquentes ou rares ; suivant que les liquides volatils sont plus ou moins chauffés, — que l'atmosphère de la chambre est préalablement imprégné, et de substances analogues ; — que les malades sont plus ou moins susceptibles et capables de faire des inspirations plus ou moins profondes, etc.

Un de mes anciens collègues, le Dr Girault, celui qui a pratiqué avec succès la fécondation artificielle sur des femmes, me disait un jour : M. Piorry a eu raison d'appeler les tubercules des phymies ; ce sont des végétations ou plutôt des résultats de végétations cryptogamiques. — Vous arriverez certainement, par vos inspirations parasiticides et balsamiques, à tuer les germes parasitaires morbides et à cicatriser les cavernes du poumon, mais vous aurez à lutter contre d'autres difficultés pratiques, les unes venant de la part de vos malades, et les autres de la part de vos confrères ; eh bien, ces dernières ne seront pas les moindres. Souvenez-vous que la médecine est à la fois une science, un art et une profession.

(1) Je crois devoir signaler spécialement deux phénomènes accessoires, mais qui pourront acquérir une véritable importance pratique : 1o la dégustation des aromes par les inspirations ; 2o la modification avantageuse de la voix à la suite des inspirations de vapeurs essentielles ; mais il faudrait des volumes pour exposer un détail de toutes ces expériences.

DES INSPIRATIONS

ou

INHALATIONS MÉDICAMENTEUSES

ET

ANTI–MICROBIQUES OU PARASITICIDES

Je viens, tant en mon nom que comme délégué de la Société médicale du Panthéon, vous faire connaître une série de résul‑ tats étonnants obtenus par les inhalations ou inspirations médicamenteuses et parasiticides ou anti‑microbiques, — puisque microbes il y a.

Lorsqu'en 1856 (1) j'ai proposé de faire cesser les névral‑ gies presque instantanément au moyen d'injections de mor‑ phine ou de chloroforme pratiquées sur les points douloureux, j'ai rencontré des *incrédules*.

Lorsqu'en 1857 j'ai appelé l'attention de mes collègues sur le rôle important du phosphore et des phosphates dans l'orga‑ nisme, tant au point de vue de l'alimentation qu'au point de vue de la constitution et des fonctions du système nerveux, j'ai rencontré des indifférents.

Enfin lorsqu'en 1859, dans un concours d'agrégation, à propos de la vaccine, j'ai parlé du rôle des ferments morbides et des cellules pathogéniques, M. le professeur Trousseau est peut-être *le seul* qui ait paru attacher de l'importance au rôle de ces microbes.

(1) Cours sur les maladies nerveuses, fait à l'École pratique de la Faculté de médecine de Paris, avec l'approbation de M. le ministre de l'instruction publique.

Or, vous savez si présentement on use et on abuse des microbes, des phosphates et des injections de morphine.

Aujourd'hui, je me propose de vous entretenir d'un *genre de médication qui, tout bizarre* qu'il puisse paraître au premier abord, a donné, donne, et donnera des résultats pour le moins aussi favorables et aussi curieux que les médications précédentes, mais bien entendu à la condition de ne pas en abuser. Il s'agit tout simplement de *faire pénétrer par les voies respiratoires des substances médicamenteuses* qui pourront agir de *trois manières* bien différentes ; savoir :

1° *Directement et localement* par leur contact immédiat avec les points malades de l'appareil respiratoire.

2° *Indirectement, sur le système nerveux et sur l'organisme tout entier*, en pénétrant par le poumon dans le torrent circulatoire.

3° En *tuant ou en détruisant les parasites végétaux ou animaux* qui, sous les noms différents de *germes, ferments, microbes*, altèrent nos humeurs ou désorganisent nos tissus.

Trois exemples me feront, je l'espère, bien comprendre.

Dans le premier cas, j'aspire fortement de l'air chargé d'essence de térébenthine et de goudron et j'éprouve aussitôt dans la gorge et dans la poitrine une sensation de chaleur et de picotement qui me force d'abord à tousser, mais qui disparaît rapidement, en laissant une sensation de chaleur assez agréable qui persiste pendant un certain temps, comme si on avait un plastron de flanelle à l'intérieur ; ceci prouve que la muqueuse bronchique a été touchée sensiblement et modifiée par le contact de cette vapeur résineuse ; donc : *action locale* plus ou moins persistante sur le larynx, la trachée, les bronches, le poumon et les cellules pulmonaires, action dont nous verrons qu'il est possible de tirer parti au point de vue thérapeutique.

Dans le deuxième cas, je fais de légères et nombreuses aspirations d'air, chargé de ces mêmes substances, et j'éprouve une sensation *d'étourdissement* suivie d'une évacuation *d'urine fortement imprégnée* de l'odeur de violette ; donc : *action générale* sur le système nerveux et sur tout l'organisme par l'intermédiaire du sang ; action dont il est également possible de tirer parti, au point de vue thérapeutique.

3° *Enfin*, dans les maladies des voies respiratoires, telles que la *phthisie* pulmonaire, le *croup* et l'*angine couenneuse*, il faut de toute nécessité admettre qu'il existe : *soit* des microbes végétaux ou animaux, vivants sur les tissus en les désorganisant ; *soit* une altération simple ou spontanée de ces mêmes tissus.

Eh bien, en présence de ce dilemme, je me suis dit :

1° *S'il y a des microbes ?* — qui empêche de les tuer en faisant inspirer, inhaler, aspirer ou respirer (comme on voudra) *des substances parasiticides* ou anti-microbiques volatiles qui passeront dans l'air que nous respirons, et *qui tueront les microbes, sans tuer l'homme qui respire.*

2° *S'il n'y a pas de microbes ?* — s'il n'y a qu'une simple altération de tissu produite par le contact d'un air froid et humide, une irritation ou une ulcération locale, qui donc empêche de faire respirer, inhaler, ou inspirer, des *substances cicatrisantes* volatiles, alcooliques, résineuses, sulfureuses, aromatiques, lesquelles sont journellement employées avec succès sur les plaies extérieures pour en changer la nature et l'aspect ? En effet, il n'y a pas de raison pour que ces substances vaporisées et *portées par la respiration elle-même sur les plaies intérieures* du larynx, des bronches et des poumons ne puissent modifier avantageusement la nature et l'aspect de ces plaies internes, ainsi que les sécrétions morbides qui en sont la conséquence, comme les crachats purulents et fétides.

C'est ainsi que j'avais entrepris, il y a plus de trente ans, alors que j'étais interne à l'hôpital de Tours et préparateur du cours municipal de chimie, une série d'expériences que je viens de reprendre, avec mon fils, *expériences qui me paraissent devoir fixer très sérieusement* l'attention *non seulement des mé-decins* praticiens, mais encore des *savants et des naturalistes*, car elles conduiront très probablement à *connaître la véritable constitution des virus*, et par suite à détruire les germes de plusieurs maladies virulentes ou miasmatiques.

Je crois devoir faire observer, en passant, que mon procédé diffère de celui de M. Pasteur, en ce sens qu'au lieu de cher-cher à isoler ou à atténuer (1) les microbes et leur vitalité, je cherche à les tuer et à les détruire, ce qui me paraît tout aussi utile.

On trouvera peut-être mes appareils et mes explications trop peu compliquées et trop simples, mais cela m'est indifférent, car, avant tout, je cherche la vérité. Or, j'ai l'espérance, je dirai plus, la conviction, qu'il est possible d'arriver à des résul-tats très importants (sans laboratoire fastueux) en se fondant sur des expériences que chacun peut répéter facilement et sur des *explications que tout le monde peut comprendre.*

Voici d'abord en quoi consiste l'appareil inspirateur ou inha-lateur anti-microbique présenté en mon nom à l'Académie par M. le Doyen de la Faculté de médecine de Paris.

Voir la figure à la dernière page.

1° Un biberon à deux orifices renversé ou retourné conte-nant un liquide médicamenteux parasiticide, comme benzine, pétrole, goudron, créosote, acide phénique, essence de téré-benthine ou autre, camphre, chloroforme, éther, alcools, tein-tures alcooliques, chlore, iode, brôme, sulfures, cyanures (2), etc., etc.

2° Un tube de Liebig à trois boules dans lequel on introduit

(1) Il les cultive en les atrophiant ou les atrophie en les cultivant, c'est-à-dire en les nourrissant *avec du bouillon qui constitue pour ces êtres une nourriture insuffisante ;* moi, je les empoisonne et je les tue.

(2) J'ai expérimenté sur moi-même *deux cents substances* environ, y compris les eaux minérales et les eaux distillées.

les microbes et par lequel on aspire, après l'avoir joint au biberon sus-indiqué, au moyen d'un tube de caoutchouc.

L'aspiration peut se faire : soit au moyen de la bouche, soit au moyen d'un écoulement d'eau par un vase de Mariotte. Elle pourrait être remplacée par une insufflation pratiquée au moyen d'un ballon en caoutchouc rempli de gaz, ou au moyen d'un insufflateur fixé à l'orifice d'entrée de l'appareil, comme celui que je vous présente en ce moment. (*Voir la figure à la fin du mémoire.*)

Quelle que soit la disposition préférée, l'air ou le gaz extérieur est forcé de pénétrer dans le biberon, de barboter dans le liquide médicamenteux ou anti-microbique contenu dans le biberon, et de passer sur les microbes contenus dans le tube de Liebig. En faisant l'expérience avec des substances aussi peu dangereuses que l'essence de térébenthine, le goudron et l'acide phénique, *j'ai vu mourir, sous mes yeux, tous les microbes plongés dans l'air que je respirais, moi, impunément.* Or, il est bien évident que si *l'air que je respire tue les microbes, sans faire de mal à moi-même,* j'ai trouvé le moyen, *ou tout au moins la voie à suivre pour arriver à guérir des maladies* qui sont produites ou aggravées par la présence des microbes, des bacilles, des bactéries, etc., comme il arrive dans la phthisie pulmonaire, le croup, l'angine couenneuse, etc.

Tous les microbes végétaux ou animaux plongés dans les essences hydro carburées, térébenthine, goudron, pétrole, benzine (1), etc., périssent rapidement.

Plongés dans l'air d'une cloche placée au-dessus d'un vase contenant ces mêmes substances, ils succombent également, quoique plus lentement, et *placés dans mes tubes inspirateurs, ils périssent de la même manière.*

(1) On n'a pas encore montré de microbes vivant dans ces substances qui paraissent éminemment *toxiques* pour eux.

Tous ces faits sont concordants ; aussi j'attends avec une certaine curiosité les contradicteurs (s'il en existe) et les expériences qui pourraient m'être opposées.

Si vous coupez des morceaux de colle de pâte ou de colle de peau, et si vous recouvrez les uns avec de l'eau, et les autres avec du vernis à l'essence, les morceaux recouverts d'essence se conserveront en parfait état, tandis que les autres se couvriront de moisissures et de vermine, se décomposeront et répandront l'infection. Mais ces mêmes moisissures disparaissent et fondent instantanément, si vous les touchez avec de l'essence.

Or, c'est précisément ce que j'ai constaté pour les fausses membranes de l'angine couenneuse et du croup qui sont des moisissures ou des végétations se *développant et vivant de préférence sur les jeunes tissus où elles trouvent l'air et l'humidité nécessaires à leur existence.* Ce sont des *aërobiens; aussi, quand vous les placez dans un air saturé d'essence,* ils dépérissent et ils meurent.

L'application d'une couche d'essence, ou mieux encore, l'application d'une couche de résine de copale (1) dissoute dans l'essence les désorganise et les tue bien plus vite et bien mieux qu'une application de nitrate d'argent, malgré la causticité bien connue de ce sel.

C'est de la même manière que *j'ai tué du virus vaccin* en le mêlant avec l'essence de térébenthine et que mon ami le Dr Kaufmann (de Berlin) a tué le virus chancreux. Il est probable que l'on pourrait tuer et désorganiser de la même manière, et tout aussi bien qu'avec le fer rouge, le virus de la rage.

Il me paraît regrettable que M. Pasteur n'ait pas jugé à propos de faire des expériences dans ce sens ; car ces expériences,

(1) Si j'applique le soir sur ma langue une couche de vernis copal, je sens parfaitement le lendemain la couche de résine qui subsiste, tandis que si je me contente d'appliquer une couche d'essence simple, elle s'évapore rapidement et la couche de résine qui persiste est imperceptible.

d'ailleurs très simples et très inoffensives, auraient pu être non seulement curieuses, mais encore *très utiles* pour l'humanité.

J'espère que d'autres savants placés dans des conditions favorables n'hésiteront pas à tenter d'entraver la marche et le développement de cette terrible maladie par le procédé que je propose en ce moment.

Vous savez tous que le pétrole et l'essence de térébenthine appliqués sur la peau traversent rapidement l'épiderme et tuent aussi bien la gale que les poux. Vous savez également que, si on plonge son doigt dans un vase d'essence, on rend au bout de peu de temps des urines imprégnées de l'odeur de violette; donc l'essence traverse non seulement la peau, mais encore tous nos tissus très rapidement.

Or, si, d'une part, l'essence a la propriété de tuer les virus en se mêlant avec eux, et si, d'autre part, elle a la propriété de traverser rapidement nos tissus, *il ne paraît pas impossible* qu'en plongeant dans un vase rempli d'essence le membre mordu par un chien enragé, l'essence pénètre à travers les tissus, se mêle avec le virus rabique, le désorganise et le tue, comme il arrive pour le virus vaccin.

Aussi, je vous assure bien que s'il m'arrivait d'être mordu par un chien enragé, je ne manquerais pas de plonger mon pied ou ma main dans un vase rempli d'essence, et j'aurais plus de confiance dans ce procédé que dans des vaccinations anti-rabiques préventives.

Tout en admettant ce genre de médication comme possible, j'y ferai la même objection qu'aux vaccinations antisyphiliti-ques proposées jadis par mes collègues les D" Kauffmann et Auzias-Turenne. Je ne vois pas l'utilité de se donner à coup sûr la vérole, la rage, le charbon ou toute autre maladie viru-lente, même légère, quand il y a une très grande probabilité qu'on n'en sera pas atteint, en vivant à la manière ordinaire, et sans se faire intoxiquer par avance.

Mais, je ne veux pas insister davantage sur cette très curieuse et très grave question des virus, et je reviens à la question des inspirations ou inhalations (1) *que tant de personnes croyent connaître, alors qu'elles n'en soupçonnent pas l'importance et n'en connaissent même pas les effets les plus simples et les plus manifestes.*

Ainsi, lors de mes premières communications, j'ai rencontré tantôt l'*incrédulité*, tantôt l'admiration, tantôt un étonnement qui allait jusqu'à la stupéfaction.

Aujourd'hui, après des centaines d'expériences concordantes, je puis dire que ma conviction est faite ; sur 6 enfants atteints d'angine couenneuse et de croup, 3 ont guéri pour avoir *respiré fréquemment* les vapeurs de goudron et d'essence de térébenthine, après avoir subi les badigeonnages et les injections avec l'essence, et 3 sont morts (dont 2 à l'hôpital et malgré l'opération) pour n'avoir pas pu respirer ces vapeurs.

Ces faits ont été pour moi tellement positifs et saisissants *que j'ai osé mettre dans ma bouche les tubes* des biberons inspirateurs qui avaient servi à ces enfants, tandis que, ordinairement, je me garde bien de me servir de leurs cuillères.

Quant à la phthisie pulmonaire, voici ce que je puis dire : des malades avaient été obligés de suspendre leurs travaux ; ils avaient craché du sang, toussaient, avaient des sueurs nocturnes, dépérissaient. Ils ont cessé de tousser, de cracher, de transpirer, de maigrir ; ils ont repris leurs travaux sans les suspendre un seul jour pendant cet hiver, et ils ont gagné 6, 8, 10, 12, 15, 16 et 22 livres en poids.

Eh bien, je dis que, même en admettant des erreurs de diagnostic possibles, quoique peu probables, il y a là quelque chose de très remarquable. Il y a ou une destruction du

(1) Les effets produits par les pulvérisations sont bien moins curieux et bien moins avantageux.

microbe, du bacille, si on admet une phthisie parasitaire, ou une cicatrisation des cavernes, si on admet l'ulcération simple du tissu pulmonaire, et ce résultat est certainement dû aux inspirations d'essence et de goudron.

Maintenant, je crois devoir vous citer quelques-unes des observations qui m'ont le plus surpris :

Un de mes anciens clients s'était guéri d'une *bronchite chronique* (1) en respirant mon biberon inspirateur chargé de goudron et d'essence de térébenthine ; son fils, âgé de 18 ans, qui était souffrant depuis longtemps, mais sans être absolument malade, se mit à respirer le biberon paternel pour se distraire ; or, au bout de quelques jours, il rendait un magnifique *ver solitaire*, dont ni moi, ni personne n'avions soupçonné l'existence, mais que les inspirations térébenthinées ont bien su faire sortir, en pénétrant par le sang dans les tissus de ce jeune homme.

Il y a quelques jours, un teinturier avait eu l'imprudence

(1) Un effet des plus connus et des plus remarquables de l'essence de térébenthine est son action dessiccative ou desséchante : or, les catarrheux, en aspirant régulièrement des vapeurs essentielles, finissent par voir leur sécrétion bronchique diminuer petit à petit : ils ne ronchonnent plus, ils ne toussent plus, ils dorment, et laissent dormir leurs voisins.

En appliquant sur mes mains des couches d'essence, je me dessèche la peau au point de la rendre rugueuse, cassante et fendillée, mais ce qui pour moi devient un état pathologique curieux, a rendu un très réel service à de charmantes jeunes filles atteintes de transpirations abondantes des mains et des pieds.

Une légère application d'essence de térébenthine, faite tous les soirs au moyen d'un pinceau, a promptement modifié la vitalité, la structure et la sécrétion de la peau, de telle sorte qu'elles ne tachent plus leurs gants, ne rouillent plus leurs aiguilles et peuvent exécuter de petits ouvrages en satin sans les abîmer.

J'ajoute que, dans ce cas, il n'y a pas à craindre les répercussions terribles qui suivent souvent les immersions dans l'eau froide, parce qu'il n'y a pas de cessation et suppression brusque d'une fonction, mais une diminution progressive par suite d'une modification de la vitalité et de la sécrétion d'un tissu,

de verser sur de la baryte une quantité relativement consi-
dérable d'acide chlorhydrique et il en était résulté un dégage-
ment de vapeurs chloriques extrêmement abondantes. Le malheureux toussait, suffoquait, larmoyait. Un pharmacien du
voisinage lui fit boire du lait ; un médecin lui fit respirer un
peu d'eau ammoniacale et boire de l'eau de Vichy ; il en était
résulté un peu d'adoucissement et de fraîcheur dans la gorge ;
mais cela ne diminuait ni l'oppression de la poitrine, ni l'irritation des bronches. Appelé, sur ces entrefaites je fabriquai
séance tenante un biberon inhalateur ou inspirateur contenant
120 grammes d'essence de térébenthine et 10 grammes
de chloroforme, et après quelques inspirations le malade ne
souffrait plus.

Ces inspirations à la fois calmantes et cicatrisantes furent
reprises plusieurs fois par jour, pendant quatre jours, et le
malade si heureusement guéri a pu se remettre en voyage en
parfaite santé.

Il est à remarquer qu'avec ce procédé on peut diluer le
chloroforme autant que peuvent l'exiger la sécurité, la susceptibilité et le goût des malades ; il n'est pas besoin de gazomè-
tres embarrassants et dispendieux pour opérer le mélange avec
l'air ; l'opérateur peut régler le courant à volonté.

Un homme atteint de gastralgie très pénible, et qu'aucun
médecin n'avait pu soulager, étant venu me consulter, se mit
un jour à respirer un biberon chargé d'essence et de chloroforme, pendant que je transcrivais son ordonnance, et ses douleurs disparurent comme par enchantement, si bien qu'au lieu
de suivre mes prescriptions, il emporta le biberon qui l'avait
délivré de ses souffrances et auquel il a recours quand il éprouve
quelque douleur.

Nombre de personnes atteintes de laryngite, d'enrouement,
de raucité de la voix se sont trouvées débarrassées de leur
infirmité après quelques inspirations et je pourrais citer telle

chanteuse qui a toujours soin de pratiquer cette petite opération avant de se faire entendre (1).

J'avais constaté nombre de fois sur des acteurs, des ser-
gents de ville, des employés de l'octroi et sur moi-même, pendant mes services de nuit, qu'en ayant soin de pratiquer un certain nombre d'inspirations, 30 ou 40 avant de sortir d'un local
très chaud, on pourrait impunément passer dans un air gla-
cial chargé de brouillard sans ressentir l'impression du froid
et de l'humidité, lorsqu'un jour un officier ayant eu connais-
sance d'une de nos communications à l'Académie crut devoir
en faire part à l'un de ses soldats atteint de bronchite ; je
transcris ici ses lettres à cause même de leur originalité bien
caractéristique.

5 février. — Je suis en ce moment en garnison au fort du Por-
nant, au sommet d'une montagne, à 930 mètres au-dessus du ni-
veau de la mer, à 5 kilomètres de toute habitation; c'est un véritable pays de loups, il y a de la neige jusqu'au mois de mai, et
où il fait un froid horrible. Aussi un grand nombre de mes camarades sont atteints de rhumes et de bronchites qu'ils ne peuvent guérir. — Votre bonne consultation leur ferait le plus
grand bien, car ici nous sommes constamment dans l'humidité et le brouillard ; grâce à vous, nous pourrons éviter les
bronchites.

24 février. — J'ai fait l'essai de votre biberon aspirateur
avec mes camarades atteints de rhume et, *tous*, nous avons
été d'accord pour dire qu'il produisait un excellent effet. —
Cela nous paraissait drôle, dans le commencement, de téter au
biberon, mais on s'habitue à tout ; il nous semble maintenant
que nous fumons une énorme bouffarde. — Nous suivons exac-

(1) Par contre, les aspirations de teintures alcooliques et de créosote
qui, à l'occasion, réchauffent l'intérieur de la poitrine, donnent à la voix
un timbre rauque et sourd. Les peintres ont la voix claire et les ivrognes
ont la voix rauque, etc., etc.

tement le mode d'emploi que vous avez bien voulu nous donner ;
nous faisons 3 fois par jour à jeun de profondes inspirations,
pendant 4 minutes, et nous sentons l'essence et le goudron pénétrer dans les poumons, ce qui nous fait grand bien ; c'est donc
une bonne aubaine pour nous que de posséder votre excellent
traitement. Je vous en remercie sincèrement, et tous mes camarades se joignent à moi pour vous exprimer leur reconnaissance.

Le capitaine a fait acheter 3 ou 4 biberons, et ces excellentes
bouffardes nous préserveront des bronchites, rhumes, etc., qui
ont élu domicile depuis longtemps dans ce pays perdu et glacé.

Enfin, s'il m'était permis de parler de moi-même dans un
pareil sujet, je dirais qu'à deux époques différentes je me suis
enrhumé en revenant de la campagne, le soir, par un temps
froid et humide, et que deux fois je me suis guéri en respirant,
pendant la nuit, des vapeurs de goudron et de térébenthine. Si
l'on s'en étonnait, je ferais observer que de même *qu'il suffit
d'un simple courant d'air froid et humide pendant quelques minutes* pour produire la congestion, l'irritation et l'état morbide
de la muqueuse aérienne, de même il ne faut que le contact,
pendant quelques minutes, *d'une couche de vapeur résineuse sur
cette muqueuse* aérienne pour obtenir la cessation des phénomènes morbides survenus si rapidement. Mais c'est à la condition d'agir très peu de temps après l'apparition des premiers
symptômes morbides (1).

Mais, me dira-t-on peut-être, il résulte de cette communica-
tion, qu'avec un modeste biberon on peut obtenir *une quantité
d'effets très différents ;* assurément, répondrai-je, puisque *d'une
part* il est possible d'introduire dans cet instrument *un grand
nombre de substances médicamenteuses différentes,* produisant des

(1) Une dame me disait : si je ne vous ai pas fait appeler cet hiver, ce
n'est pas que mes enfants aient manqué d'attraper des rhumes ; mais,
aussitôt j'avais recours aux inspirations, et grâce à votre biberon, les
rhumes disparaissaient comme par enchantement.

effets différents, et puisque *d'autre part* une seule substance peut produire des effets bien différents.

Il est évident : 1° que si vous recouvrez la muqueuse respiratoire d'une couche de vapeur essentielle ou résineuse, *vous pourrez empêcher l'action de l'air froid et humide sur cette muqueuse, et prévenir les rhumes, les bronchites, les laryngites, les enrouements* (1), etc.

2° Que cette couche de résine peut exercer une action excitante ou cicatrisante sur une partie malade et empêcher l'entrée des microbes par cette plaie béante.

3° Que cette essence, en *passant dans le sang, peut et doit modifier la constitution de nos humeurs*, tuer les microbes qui s'y trouvent, et troubler plus ou moins les fonctions du système nerveux.

Il est également facile de comprendre qu'un homme atteint de cancer de la bouche et de la gorge peut *désinfecter son haleine* et *calmer ses souffrances* en respirant avec ce petit appareil chargé de chloroforme, d'essence et de goudron : qu'une femme *en mal d'enfant*, peut arriver à calmer ses douleurs, etc. *On pourra contester les guérisons de phthisie, de croup et d'angine* couenneuse obtenues par les inspirations, mais *cela n'empêchera pas les faits d'exister*, aussi bien que la *destruction des microbes* ordinaires.

J'ai même construit à l'usage des savants incrédules un petit biberon inspirateur contenant 30 grammes d'eau, 30 gouttes de jus de citron et 1 gramme de cyanure de potassium, et je crois pouvoir affirmer que dès la première aspiration, si mon contradicteur ne tombe pas foudroyé, il sera con-

---

(1) C'est l'effet d'une couche de térébenthine qui, appliquée sur une muraille, empêche le brouillard et l'humidité de pénétrer le plâtre de cette muraille et de la détériorer.

verti et croira à l'influence puissante des inspirations aussi bien sur l'homme que sur les microbes.

Je ne veux pas abuser de votre attention, et *je me résume en disant* : avec ce singulier instrument et précisément à cause de son extrème simplicité, on peut faire non-seulement une quantité d'expériences biologiques sur la respiration, la voix, la sonorité des cordes vocales, l'intoxication du sang et du système nerveux, l'anesthésie, la susceptibilité de la muqueuse respiratoire, la dégustation des aromes, etc., etc., mais encore obtenir des effets préservatifs ou curatifs dans le plus grand nombre des maladies de l'appareil respiratoire, etc.

En effet, si vous faites seulement 15 ou 20 inspirations pendant une minute (l'appareil étant chargé d'essence de térébenthine et de goudron), *vous recouvrez toute la muqueuse respiratoire d'une très légère couche de résine qui, d'une part*, empêche l'action de l'air froid et humide, c'est-à-dire prévient les enrouements, les laryngites, les bronchites, etc., et qui, *d'autre part*, donne à la voix un timbre et une sonorité *remarquables*. Après huit ou dix inspirations, il est presque toujours possible de constater ce phénomène qui a surpris bien des personnes, orateurs ou chanteurs ; il est alors possible de donner des notes qu'on ne pouvait émettre quelques secondes auparavant (1).

Cette couche de résine hydro-carburée est, en outre, éminemment *parasiticide ou anti-microbique* et par conséquent susceptible de détruire les miasmes, les virus, les ferments morbides, germes, bactéries ou bacilles de la phthisie pulmonaire, du croup, etc. (2).

(1) Je crois pouvoir comparer cet effet à celui de la colophane sur la corde du violon.

(2) Lorsqu'on a signalé l'influence favorable exercée, sur la coqueluche par le séjour des enfants dans les usines à gaz, j'ai constaté qu'on pouvait obtenir le même résultat en plaçant près du lit des enfants des vases contenant du goudron, de la benzine et de l'ammoniaque, qui répandent dans l'air des émanations presque identiques.

Si vous augmentez la proportion du goudron avec ou sans addition de créosote de hêtre, d'acide phénique, etc., vous *provoquez des quintes de toux* par une sorte d'irritation locale passagère, ce qui, dans le croup, *force les enfants à expulser des fausses membranes*, en quelque sorte à volonté ; mais sans les fatiguer comme les vomitifs.

Si vous ajoutez du chloroforme et de l'éther, vous pourrez *calmer la toux, suspendre les quintes* d'asthme et de coqueluche (1), obtenir de puissants effets *antispasmodiques* et même déterminer l'*anesthésie* aussi bien pendant l'accouchement que pendant les crises hépatiques, néphrétiques, goutteuses ou rhumatismales et *cela sans danger* pour les malades, puisque, grâce au mécanisme de l'appareil, l'air arrive toujours en abondance dans les poumons.

Par ce procédé si simple, les médecins modifient la vitalité et la sécrétion de la muqueuse respiratoire, comme les chirurgiens modifient la vitalité et les sécrétions des plaies extérieures, au moyen des alcooliques et des balsamiques.

On peut également modifier l'odeur, l'aspect et la quantité des *urines aussi bien que des crachats*, purifier l'haleine, et même introduire dans le torrent circulatoire (*sans fatiguer l'estomac*) bien des substances qui trop souvent sont rejetées hors de l'organisme après avoir troublé plus ou moins profondément les fonctions digestives.

Enfin, *si vous croyez*, comme moi, que les malades *se trouvent souvent fort bien de respirer l'air imprégné des émanations des sapins ou des eaux sulfureuses, j'ouvre à la thérapeutique un champ immense ;* car la très grande majorité des malades ne peut, faute de moyens matériels suffisants, se rendre à Arcachon ou dans les Pyrénées, mais il n'est pas de malheureux qui ne puisse,

(1) En même temps la muqueuse dénudée se recouvre d'une légère couche de résine impropre au développement de nouvelles fausses membranes.

moyennant quelques sous, respirer pendant longtemps dans un biberon (comme celui que je vous présente) de l'air chargé soit des vapeurs balsamiques de la térébenthine, du goudron, du benjoin, du tolu, etc., soit des vapeurs d'eaux minérales sulfureuses ou autres, si manifestement efficaces dans le traitement des affections chroniques, des catarrhes, etc., etc.

Ceux qui voudront bien répéter mes expériences avec soin (1) *obtiendront certainement des résultats* aussi étonnants et aussi favorables que ceux indiqués dans les mémoires que j'ai eu l'honneur de lire à l'Académie des sciences et à l'Académie de médecine.

Ils ne feront certainement pas repousser les poumons rongés par la phthisie, mais ils guériront des phthisies, des croups et bien d'autres maladies parasitaires ou non parasitaires.

Ayant cherché à connaître les impressions produites par mes communications précédentes, voici ce que j'ai appris de plus intéressant.

L'un a dit : il y a là une révélation et probablement une

(1) Je ne saurais trop appeler l'attention de mes collègues sur les insuccès auxquels ils s'exposeraient en répétant les expériences absurdes que j'ai vu faire avec des appareils mal construits, mal réglés, mal dosés, mal employés.

Certes, on obtient avec les inhalations des succès bien plus fréquemment et bien plus facilement qu'avec les pulvérisations, dans la bronchite, le croup et la phthisie, mais, encore ne doit-on pas procéder toujours de la même manière.

Evidemment, dans le croup, le développement des fausses membranes étant très rapide et très dangereux, il faut tâcher de faire *pénétrer fréquemment dans l'arbre aérien des torrents de vapeur antimicrobique ;* tandis que dans la phthisie la marche de la maladie étant lente, il faut surtout en faire pénétrer souvent et *pendant longtemps.* Or, j'ai vu des médecins qui se contentaient de faire faire quelques aspirations, puis qui déclaraient magistralement que, par ce procédé, ils n'avaient obtenu aucun succès !!

Je le crois sans peine ; c'est comme si, après avoir touché la corde d'un violon, je déclarais qu'avec cet instrument il n'est pas possible d'exécuter un morceau de musique.

révolution dans le traitement des maladies de poitrine, surtout s'il y a des microbes.

L'autre a dit : ce n'est pas sérieux ! ce n'est pas possible !
— Pourquoi ???

Un troisième : c'est aussi cocasse que les vaccinations au bouillon de poulet de M. Pasteur, mais c'est peut-être aussi sérieux et plus pratique.

Un quatrième : il doit y avoir quelque chose d'utile à tirer d'expériences aussi variées et aussi originales.

Pour celui-ci je n'ai rien inventé, et pour celui-là j'ai fait en médecine ce qu'Edison a fait en électricité, mais le comble, c'est l'appréciation d'un de nos plus célèbres savants : tout cela est possible, mais c'est *trop simple* : c'est même tellement simple que tout le monde aurait dû y penser !!!

Quant à moi, j'espère avoir démontré une fois de plus, que *les résultats physiologiques, pathologiques et thérapeutiques les plus étonnants et les plus favorables* (1) *peuvent être obtenus par les moyens les plus simples.*

(1) Si on ne guérit pas constamment les malades, il convient de rappeler que la médecine est un art qui *guérit quelquefois, soulage souvent, console toujours.*

Les inspirations médicamenteuses et parasiticides ou anti-microbiques peuvent être considérées comme constituant la médication la plus rationnelle, la plus efficace et même la seule véritablement spécifique contre les maladies de l'appareil respiratoire ; mais cela ne m'empêche pas de maintenir que dans la phthisie principalement, il ne faut négliger aucun des moyens adjuvants — aussi bien les calmants, que les révulsifs, aussi bien les toniques que les reconstituants.

Il faut non-seulement tuer les microbes et cicatriser les plaies extérieures, mais encore réparer l'organisation épuisée et détériorée.

Certes les phosphates — l'huile de foie de morue; l'alimentation abondante ou la suralimention peuvent réparer bien des dégâts ; malheureusement, les pauvres ne peuvent pas se procurer une riche alimentation, et l'*élément misère* est trop souvent *la cause première de l'altération de l'organisation et de l'apparition de microbes dans les tissus de mauvaise qualité.*

Dr L. SANDRAS.

LE

Biberon Inspirateur ou Inhalateur Anti-Microbique

du Docteur SANDRAS

PRÉSENTÉ A L'ACADÉMIE PAR M. LE DOYEN DE LA FACULTÉ DE MÉDECINE
ET AU CONGRÈS DES SOCIÉTÉS SAVANTES, A LA SORBONNE

se compose essentiellement des parties suivantes :

(*Voir la planche ci-contre*)

1° Un vase ou *récipient* contenant le liquide médicamenteux ou anti-microbique.

2° Un bouchon percé de deux trous, pour le passage des deux tubes ci-après indiqués :

3° Un *tube aspirateur non plongeur*, pouvant présenter des renflements et contenir des microbes.

4° Un *tube plongeur* destiné à faire passer l'air extérieur à travers le liquide médicamenteux.

5° Un insufflateur peut être adapté à ce tube (1).

Cet appareil a reçu une quantité de noms plus ou moins heureux, suivant les usages auxquels il a été employé. Biberon magique, biberon accoucheur, insensibilisateur, aspirateur ou inhalateur parasiticide, anti-microbique, anti-miasmatique, anti-catarrhal, bronchophile, laryngophile, gare-à-toux, fumigateur anti-asthmatique, purificateur de l'haleine, clarificateur et conservateur de la voix.

Appareil contre le croup et la phthisie pulmonaire.

Pneumomètre, bioscope, dégustateur des vins, des aromes, etc., etc.

(1) On peut adapter des soupapes, un aspirateur, un compteur, pour certaines expériences.

Paris. — A. PARENT, imprimeur de la Faculté de médecine, A. DAVY, successeur,
52, rue Madame et rue Monsieur-le-Prince, 14.

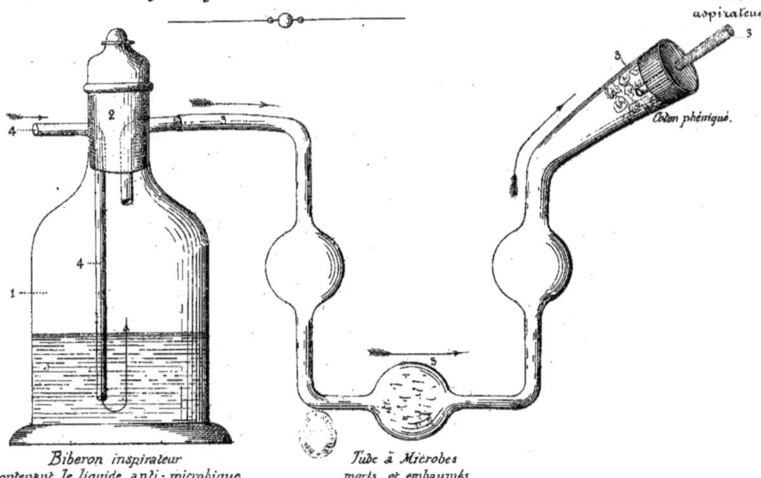

BIBERON - INSPIRATEUR GRADUÉ
et
INHALATEUR ANTI-MICROBIQUE
du Dr Sandras.

Destruction des Microbes Pathogéniques.
Anesthésie sans danger.
Revêtement balsamique de l'appareil respiratoire.
Dégustation des Arômes, Vins, etc, etc.
Expériences Physiologiques, Pathologiques et Thérapeutiques.

souffleur
Tube aspirateur.
Coton phéniqué.

Inspirateur
gradué
centimètres cubes.

Biberon inspirateur
contenant le liquide anti-microbique
ou médicamenteux.

Tube à Microbes
morts et embaumés
pendant les inspirations.

www.ingramcontent.com/pod-product-compliance
Lightning Source LLC
LaVergne TN
LVHW020646180726
843502LV00006B/2272